AF403740

LES
DERNIERS TRAITEMENTS
DE LA
DIPHTÉRIE

Renfermant les principaux Traitements

employés dans les Hôpitaux d'Enfants de Paris

PAR LE

Dᴿ MENGEAUD

LICENCIÉ ÈS-SCIENCES NATURELLES

PROFESSEUR D'HYGIÈNE ET DE SCIENCES NATURELLES AU LYCÉE DE NICE

OFFICIER D'ACADÉMIE

Mémoire communiqué à la Société de Médecine de Nice

Le 20 Novembre 1891.

PARIS
OCTAVE DOIN, ÉDITEUR
8, Place de l'Odéon, 8.

—

1892

LES
DERNIERS TRAITEMENTS

DE LA

DIPHTÉRIE

Renfermant les principaux Traitements

employés dans les Hôpitaux d'enfants de Paris.

PAR LE

Dʳ MENGEAUD

LICENCIÉ ÈS-SCIENCES NATURELLES

PROFESSEUR D'HYGIÈNE ET DE SCIENCES NATURELLES AU LYCÉE DE NICE

OFFICIER D'ACADÉMIE

———

Mémoire communiqué à la Société de Médecine de Nice

Le 20 Novembre 1891.

———

PARIS

OCTAVE DOIN, ÉDITEUR

8, Place de l'Odéon, 8

·····

1892

LES
DERNIERS TRAITEMENTS
DE LA
DIPHTÉRIE

AVANT PROPOS

Je n'ai pas la prétention de vouloir ajouter quelque chose d'inédit au traitement de l'angine diphtéritique. J'ai tenu tout simplement à condenser en quelques pages les traitements que j'ai vu employer dans les hôpitaux de Paris par des maîtres éminents.

De 1886 à 1891 j'ai suivi régulièrement, pendant mes vacances, les divers services des hôpitaux d'enfants. La question de la diphtérie m'a préoccupé d'une façon particulière, et en réunissant en un seul faisceau, ce que j'ai vu et les renseignements puisés soit auprès des chefs de service soit auprès des internes, j'ai fini par posséder un bagage suffisant pour faire ce petit travail.

J'ai pu, dans certains cas, consulter les registres des pavillons d'isolement et placer par conséquent, à côté des traitements suivis, une statistique sûre des cas de guérison et de décès.

Les succès donnés par les divers traitements permettent de dégager leur valeur thérapeutique jusqu'à un certain point, et de donner la préférence à celui qui donne les meilleurs résultats.

Je regrette cependant de n'avoir pu me procurer cette année les résultats obtenus par l'emploi du *phénol sulforiciné* qui est en honneur depuis quelques mois dans les hôpitaux d'enfants de Paris. Les divers cas traités par ce topique encore à l'essai, n'étaient pas entrés dans le domaine de la statistique.

IMPORTANCE

DES DÉCOUVERTES RÉCENTES

AU POINT DE VUE

du Traitement de la Diphtérie.

———

Je ne parlerais certainement pas des dernières découvertes de Klebs, Læffler, Roux et Yersin, s'il ne s'en dégageait un traitement rationnel de la diphtérie.

C'est en 1883 que Klebs signalait l'existence d'un bacille spécial à la diphtérie. Quelques temps après Læffler isola et cultiva ce bacille, trouvé dans les fausses membranes du pharynx de la trachée ainsi que dans le suc pulmonaire provenant d'une broncho-pneumonie diphtéritique. Ces bacilles sont formés par des bâtonnets droits ou courbés, immobiles, ayant de 2 à 3 millièmes de millimètre de longueur sur 0,7 millièmes de millimètre de largeur. Les extrémités de ce bacille sont arrondies et se renflent quelquefois en massue.

Roux et Yersin ont retrouvé le bacille de Klebs et de Læffler, mais, plus heureux que ce dernier, ils ont réussi non seulement à reproduire la fausse membrane chez les animaux, mais de plus ils ont pu leur donner des paralysies analogues à celles que l'on observe quelquefois chez l'homme à la suite de la diphtérie.

Ils ont démontré en outre que les cultures de ce bacille renfermaient des toxines, qui tuaient les animaux en leur donnant des paralysies. Ces toxines secrétées par le bacille agissent tout aussi énergiquement, même après la disparition du microbe vivant.

Le bacille de Klebs évolue très rapidement et c'est pour cela qu'il faut s'attaquer immédiatement à la fausse membrane qui le contient. Ces microbes très nombreux à la face inférieure de la fausse membrane, sont, à la face supérieure de celle-ci, mélangés à une foule de microbes divers : streptocoques, microcoques, qui ajoutent leur action nocive à celle beaucoup plus nocive encore du bacille de Klebs. Jamais ce dernier bacille n'a été trouvé dans le sang.

MM. Roux et Yersin ont démontré en outre que pour inoculer les fausses membranes sur un animal, il fallait d'abord *léser la muqueuse*. C'est là un point capital qui doit frapper l'esprit de tout praticien et le guider dans le traitement de la diphtérie.

MM. Roux et Yersin ont pu conserver pendant plusieurs mois des cultures sans que pour cela elles aient rien perdu de leur virulence.

Ce fait doit être présent à l'esprit de tous au point de vue de la *prophylaxie de la diphtérie*, et ce sommeil des germes doit toujours tenir le praticien en éveil, pour qu'un moment de négligence ne soit pas plus tard la cause d'une diphtérie nouvelle.

En résumé, voici les conclusions que l'on peut tirer des expériences de Roux et Yersin :

1° La diphtérie est une maladie microbienne, et ces microbes se trouvent dans les fausses membranes.

2° Les microbes secrètent les toxines qui pénètrent dans l'organisme et empoisonnent très rapidement.

3° Les microbes ne se développent que sur une muqueuse enflammée ou dépouillée de son revêtement épithélial.

4° Le bacille de Klebs présente une vitalité considérable et se conserve pendant très longtemps.

J'ai réservé pour la fin une expérience qui est passée inaperçue jusqu'ici, mais qui est appelée à bref délai, à avoir autant de retentissement et plus de valeur thérapeutique que la lymphe de Koch.

Je veux parler des expériences de MM. Roux et Yersin sur l'atténuation et même sur la destruction du virus diphtéritique.

Ces habiles expérimentateurs ont détruit la virulence des bacilles non seulement en les desséchant à 45 degrés, mais aussi en les associant au virus produit par le streptocoque de l'érysipèle.

Il est malheureux que MM. Roux et Yersin n'aient pas cherché là le vaccin de la diphtérie, car des faits cliniques viennent démontrer qu'ils l'auraient certainement trouvé.

Un médecin de Moscou vient de publier il y a quelques mois à peine les résultats suivants : son fils atteint de diphtérie allait mourir quand survint un érysipèle qui au lieu de hâter la mort guérit rapidement le malade.

A la suite de ce fait le médecin inocule l'érysipèle à

12 enfants atteints de diphtérie. Neuf guérissent et les trois qui meurent sont justement ceux chez lesquels l'érysipèle n'a pu être greffé.

Je le répète, ne serions-nous pas à la veille d'avoir le vaccin diphtéritique, comme nous avons déjà celui de la rage et de la variole ?

DIVERS TRAITEMENTS

DE LA

DIPHTÉRIE

Employés dans les Hôpitaux de Paris [1]

Des expériences que je viens de rappeler rapidement, nous pouvons tirer des principes généraux qui doivent nous guider dans le traitement de la diphtérie.

1° Il faut détruire le foyer d'infection au moyen d'agents antiseptiques.

2° Eviter de léser la muqueuse pour ne pas ouvrir une porte d'entrée aux microbes et aux toxines qu'ils secrètent.

3° Donner à la muqueuse tous les moyens possibles pour lui permettre de lutter contre sa pénétration par les toxines.

Je me hâte d'ajouter que quelques praticiens éminents ont négligé ce dernier point, ou tout au moins ont soutenu que l'action des balsamiques (terpine, poivre de cubèbe, créosote, etc.) était peu favorable au traitement de la diphtérie.

Je ne saurais trop élever ma faible voix contre cette idée.

Non seulement les faits cliniques m'ont prouvé l'action favorable des balsamiques dans le traitement de la diphtérie, mais j'espère démontrer bientôt scientifiquement l'action physique que les balsamiques produisent sur les muqueuses.

Je suis heureux cependant d'ajouter que des maîtres éminents et médecins des hôpitaux d'enfants de Paris tels que M. Jules

---

[1] Ces divers traitements ont été communiqués et discutés à la Société des médecins de Nice, le 20 Novembre 1871.

La *Semaine Médicale* du 2 Décembre, publie un excellent article du docteur Baudouin sur le même sujet.

Simon, en donnant du cubèbe à l'intérieur, M. Hutinel en ajoutant de la terpine à ses badigeonnages, M. Legroux en traitant ses malades par la créosote, donnent raison à ma manière de voir sur ce point.

Traitement de M. Jules Simon.

Badigeonnages. — Le principal traitement consiste en badigeonnages au sujet desquels M. Jules Simon emploie une technique spéciale. Il ne se sert pas de pinceaux qui présentent des inconvénients: d'abord parce qu'ils durcissent et ensuite parce qu'il est difficile de les maintenir tout à fait aseptiques.

Le pinceau est remplacé par un tampon de coton hydrophile maintenu dans les mors d'une longue pince de Péan et enroulé en quenouille à l'extrémité de cette pince.

Deux pinces semblables sont préparées ; l'une sert à nettoyer soigneusement mais sans brusquerie le fond de la gorge. La deuxième est trempée dans la solution suivante :

Acide Salicylique	0,60 centigr.
Infusion d'eucalyptus........... ..	60 gr.
Glycérine.................... ..	40 gr.
Alcool	15 gr.

Avec le tampon imbibé de cette solution on badigeonne largement tout le fond de la gorge, *en évitant bien de léser la muqueuse.* Puis l'ouate des deux pinces est jetée dans le feu et les pinces lavées de suite à l'eau bouillante. Ces badigeonnages sont faits toutes les deux heures. M. Simon recommande bien de ne pas se servir de l'acide phénique avant l'âge de deux ans, car il a vu souvent des intoxications produites par des doses légéres d'acide phénique.

Irrigations. — Dans l'intervalle, M. Jules Simon fait faire dans la gorge des irrigations avec de l'eau de chaux tiède, avec une solution chaude d'eau boriquée à 4 0/0 ou bien encore du borax à 2 0/0.

Pour faire ces irrigations on se sert de l'irrigateur ordinaire muni d'une longue canule.

Si le malade est assez grand pour se gargariser, il le fera avec une des solutions précédentes.

Pulvérisations. — Dans l'atmosphère respirée par le malade on fera des pulvérisations non pas tant pour purifier l'air que pour le charger de vapeurs humides. Aussi à la place des vapeurs phéniquées, M. Simon emploie de l'eau de Vichy, du thymol, ou une simple solution alcoolique.

Hygiène et Alimentation. — Autant que possible il faudra changer les enfants de chambre, pendant le jour, pour bien favoriser l'oxygénation, il sera même bon de faire toutes les deux heures des inhalations d'oxygène. La température de la chambre doit être maintenue à 15 ou 16 degrés ; elle doit être constamment aérée par une porte et non directement par la fenêtre.

Le régime doit être essentiellement tonique. On donnera l'alcool sous toutes les formes (Malaga, Porto, vins d'Espagne, Champagne), extrait de quinquina ou de Colombo, Bouillons.

Traitement interne. — M. Jules Simon fait prendre du perchlorure de fer à l'intérieur, 3 à 6 gouttes dans un peu d'eau toutes les 3 heures, au moment de l'ingestion d'un aliment liquide, mais il faut bien éviter son mélange incompatible avec le lait, l'eau de gomme et le métal des cuillers.

Si le petit malade a dépassé 5 ou 6 ans, on fait prendre l'extrait oléo-résineux de cubèbe à la dose de 4 ou 6 grammes dans une potion aromatisée, ou bien la préparation suivante donnée par bols :

Cubèbe..................	30 grammes.
Copahu..................	60 id.
Sous-carbonate de fer....	4 id.
Bismuth q.s. pour solidifier (1)	

(1) M. Jules Simon recommande de ne jamais donner d'opium dans la diphtérie, quand bien même les malades ne dorment pas. Il a vu un de ses internes succomber rapidement après avoir ingéré seulement le tiers d'une potion renfermant 20 grammes de sirop diacode.

Complications. — Si les fausses membranes ont une épaisseur très considérable, on les touche légèrement avec un tampon d'ouate trempé dans un mélange égal de glycérine et de perchlorure de fer. On doit au préalable bien exprimer le tampon et on ne fait ces attouchements que deux fois par jour.

Si la diphtérie gagne les fosses nasales on doit faire très souvent dans leur intérieur des irrigations avec de l'eau boriquée tiède à 4 pour 0/0 et porter le plus haut possible la pommade suivante :

> Soufre sublimé............... 4 grammes.
> Axonge....... 30   id.

Enfin si le croup se déclare, on doit faire vomir le malade aussitôt que la raucité de la voix, la toux, et la respiration sifflante apparaissent. On donne de l'ipéca plusieurs fois s'il y a lieu, et aussitôt que l'oppression et le tirage s'établissent, on pratique la trachéotomie.

Statistique. — Au mois de mars 1887, sur 22 cas de diphtérie traités par l'acide salicylique à l'hôpital des enfants malades, il y a eu 9 guérisons et 13 décès. Sur 5 cas traités seulement par les lavages au coaltar et les badigeonnages au perchlorure, il y a eu un seul cas de guérison.

Au mois d'avril, sur 24 cas traités par l'acide salicylique il y a eu 11 guérisons et 13 décès.

Enfin presque tous les malades trachéotomisés sont morts.

Traitement du Docteur Gaucher.

Le docteur Ernest Gaucher, médecin des hôpitaux de Paris, emploie comme badigeonnage un mélange de camphre et d'acide phénique pur. Il ajoute au mélange de l'huile d'olive et un peu d'acide tartrique qui, d'après lui, augmenterait l'action antiseptique de l'acide phénique.

Voici la formule employée :

Camphre...............	20 grammes.
Huile d'olive....	15 id.
Alcool à 90°.	10 id.
Acide phénique cristallisé.......	5 id.
Acide tartrique.............	1 id.

Le docteur Gaucher emploie un mode opératoire tout à fait différent de celui de M. Jules Simon. Il ne se contente pas de badigeonner la gorge avec ce topique, mais il enlève en même temps les membranes par un frottement énergique. Il se sert d'un pinceau de blaireau dur et taillé en brosse, ou encore d'un peu d'ouate enroulée à l'extrémité d'un bâton quelconque.« Cet écouvillon, dit M. Gaucher, est trempé dans la solution caustique et bien égoutté, car il faut éviter de laisser tomber des gouttes de liquide dans la bouche et surtout dans le larynx ».

On frotte plusieurs fois et soigneusement jusqu'à ce que toutes les fausses membranes soient enlevées. Après chaque frottement, l'écouvillon est lavé dans une solution phéniquée.

Une dernière fois, quand toutes les membranes sont détruites, on porte l'écouvillon dans la gorge pour toucher avec le topique toutes les surfaces dénudées et dépouillées des fausses membranes qui les recouvraient.

« Cette opération, ajoute M. Gaucher, doit être faite matin et soir, et dans l'intervalle on fait toutes les deux heures, dans la gorge,de grandes irrigations avec de l'eau phéniquée au centième. Il est même bon de faire une de ces irrigations, aussitôt après chaque cautérisation, pour calmer la douleur et la cuisson que celle-ci a déterminées dans la gorge ».

Le reproche que l'on peut faire à ce traitement c'est la douleur très vive qu'elle provoque. On peut user de ce procédé avec les grandes personnes,mais les enfants se prêtent très difficilement à cette opération. On peut arriver à calmer la douleur en faisant des attouchements ou des pulvérisations avec une solution de cocaïne, mais cette substance doit être maniée avec la plus grande prudence chez les enfants,puisque des grandes personnes, et entr'autres M. Guinon, interne, ont failli être empoisonnées par les attouchements de cocaïne.

M. Gaucher ne craint pas de déchirer la muqueuse, et d'ouvrir une porte d'entrée aux bacilles, mais il faut ajouter qu'il cautérise fortement cette muqueuse avec l'agent antiseptique et qu'alors il n'y a pas repullulation bacillaire. Mais encore une fois cette dernière opération est très douloureuse. M. Gaucher soutient avoir eu 16 guérisons sur 16 cas, et parmi ces cas de guérison ceux de MM. Albarran et Queyrat, chefs de clinique, et celui de M. Guinon, interne.

J'ajouterai que j'ai vu, en septembre 1888, ce traitement appliqué à l'hôpital des enfants et sur 7 cas traités, il n'y a eu que 2 guérisons.

Traitement du Docteur Legroux.

En 1887 le docteur Legroux, médecin de l'hôpital Trousseau, a traité ses malades diphtéritiques par la créosote de hêtre d'après le mode suivant :

1° Toutes les 4 heures badigeonnages créosotés de la gorge avec un pinceau imbibé de :

> Glycérine .... 20 grammes.
> Alcool 10   id.
> Créosote de hêtre. 1   id.

2° Pulvérisations constantes dans l'atmosphère du pavillon, au moyen d'un grand pulvérisateur à vapeur avec :

> Créosote.................... 100 grammes.
> Alcool... 1000   id.

Dans les cas graves M. Legroux fait en outre des injections hypodermiques avec la solution suivante :

> Huile d'olives aseptique.. ... 180 grammes.
> Créosote de hêtre 20   id.

Sur 68 cas traités en septembre et en octobre 1887 au pavillon Bretonneau de l'hôpital Trousseau, il y a 30 guérisons et 38 décès.

L'emploi de la créosote est tout indiqué dans la diphtérie. C'est une substance qui est non seulement antiseptique mais qui a une action particulière sur la muqueuse ; il faut, pour obtenir d'heureux résultats, faire prendre de la créosote à l'intérieur et ne pas se contenter des attouchements de la muqueuse pharyngienne.

Mais je tiens à insister sur un point très important de cette médication : c'est *l'action préventive qu'elle exerce sur les cas de broncho-pneumonie qui surviennent après la trachéotomie.*

La plupart du temps les malades opérés meurent d'une broncho-pneumonie post-opératoire. J'insiste sur le mot *post-opératoire*, car la broncho-pneumonie accompagne souvent le croup, et il est de règle de ne pas opérer le malade quand cette broncho-pneumonie est déclarée, car l'opération ne fait dans ce cas qu'accélérer la marche de la maladie.

Mais quand il n'y a rien du côté du poumon, il peut arriver que l'opération de la trachéotomie, irritant la trachée et les bronches par le sang qui y pénètre, et par la présence de la canule, produise une broncho-pneumonie post-opératoire.

C'est surtout pour éviter ces broncho-pneumonies secondaires que M. Legroux donne de la créosote à l'intérieur. « L'emploi de la créosote, dit-il, est rationnel. C'est une substance inoffensive aux doses thérapeutiques, antiputride, antiseptique et qui joint à ses qualités générales le privilège d'une modification locale sur la muqueuse respiratoire. Il est donc permis d'en espérer quelques résultats dans une maladie qui attaque l'organisme en infectant le sang et en obstruant les voies respiratoires ».

Au mois d'avril et de mai 1891, au pavillon de la diphtérie de l'hôpital Trousseau, on n'a traité par la créosote que les enfants atteints du croup, chez lesquels la trachéotomie pouvait être pratiquée d'un moment à l'autre. La créosote était donnée à l'intérieur sous la forme suivante :

Glycérine.....	500 grammes.
Rhum.......	100 id.
Créosote.....	10 id.

2 ou 3 cueillerées à bouche de ce médicament étaient données aussitôt que l'on craignait l'envahissement du larynx.

Sur 45 enfants opérés et traités par la créosote, il y a eu

21 cas de guérison et 24 morts, soit une moyenne de 46 0/0, tandis que de 1854 à 1891 il n'y avait eu qu'une moyenne de guérison variant entre 21 et 28 0/0.

Traitement au Naphtol.

Le Dr Legendre, chef de clinique à l'hôpital des enfants malades, a essayé, au pavillon d'isolement, le naphtol dans la diphtérie. Plusieurs fois par jour il badigeonne toute la surface envahie par les fausses membranes (après avoir enlevé celles-ci, soigneusement mais sans violence) avec un tampon imbibé de la solution suivante :

      Napthol....... ....   5 grammes.
      Alcool........................   5   id.
      Glycérine..................... 100   id.

M. Legendre dit que la sensation éprouvée par ce glycérolé naphtolé est d'abord celle d'une chaleur cuisante, mais au bout de quelques minutes elle est remplacée par une sensation de fraîcheur intense, et cette réfrigération s'accompagne de l'anesthésie de la muqueuse. A ce moment si l'on fait une nouvelle application de naphtol, la sensation cuisante du début n'est plus perçue. Aucune réaction inflammatoire ne se produit ; la glycérine maintient les cristaux de naphtol adhérents à la surface de la muqueuse. D'un autre côté le naphtol n'est pas toxique puisque l'on peut en donner jusqu'à 3 grammes par jour par la voie stomacale.

Toutes les deux heures on fait des irrigations naphtolées d'après la formule suivante :

      Eau..... .... 1000 grammes.
      Naphtol..................... 0, 20 cengr.

Le traitement appliqué à l'hôpital des enfants malades en juillet 1889 a donné 16 cas de guérison sur 24 cas de diphtérie. En outre, sur 6 sujets dont la diphtérie avait envahi le larynx et qui avaient été trachéotomisés, il n'y a eu qu'un seul cas de guérison.

En août les résultats ont été moins brillants et sur 21 cas de diphtérie il y a eu que 5 cas de guérison.

Traitement du Docteur Guelpa.

A la suite d'une grave épidémie de diphtérie qui éclata à Sétif (Algérie) le Dr Guelpa employa le traitement du Dr Aubrun. Il consistait à toucher 3 ou 4 fois par jour le pharynx avec une solution de perchlorure de fer plus ou moins concentrée et à faire boire tous les quarts d'heure une cuillerée à café d'une solution au perchlorure à 5 ou 10 0/00.

Le Dr Guelpa remarqua que cette solution finissait par produire de la constipation et par suite une congestion des membres supérieurs ; d'un autre côté la solution trop concentrée de perchlorure lésait la muqueuse et ouvrait ainsi une porte d'entrée aux bacilles.

Le Dr Guelpa modifia alors le procédé du Dr Aubrun. Il supprima d'abord l'ingestion du perchlorure et remplaça les attouchements avec la solution concentrée par des irrigations chaudes dans le nez et la bouche d'une solution très légère de perchlorure de fer. D'après Guelpa les irrigations nasales désobstruent le nez et empêchent la diphtérie d'envahir les fosses nasales, car cet envahissement est la plupart du temps le point de départ de l'intoxication générale.

Il est en outre très facile d'irriguer la gorge, même quand le petit malade s'y oppose, en faisant passer la canule de l'irrigateur entre les joues et l'arcade dentaire et en faisant passer l'injection derrière la molaire postérieure.

Avec ce procédé employé à Sétif, la mortalité n'aurait été que de 15 0/0.

D'après Guelpa, ce qui constitue la base du traitement, ce n'est pas l'action du perchlorure *mais le lavage fait le plus fréquemment possible, aussi bien le jour que la nuit.*

M. Guelpa, autorisé par M. Cadet de Gassicourt, a pu appliquer sa méthode au pavillon Bretonneau de l'hôpital Trousseau, en juin et en juillet 1887. Sur 10 traités, il y a eu 10 cas de guérison. D'après l'auteur, la mortalité aurait pu être moins grande si, à la suite d'un malentendu avec l'administration, il n'avait été obligé de suspendre son traitement pendant 24 heures.

Traitement au sublimé (Hutinel et Legendre.)

En octobre 1887, M. Legendre, chef de clinique, avec l'autorisation de M. Hutinel, professeur agrégé et médecin des enfants assistés, a institué le traitement suivant dans le pavillon de la diphtérie de l'hôpital des enfants malades :

Trois ou quatre fois par jour, attouchements sur toute l'étendue des fausses membranes avec la solution suivante :

Sublimé.......	2 gr. 50
Alcool.........................	10 grammes.
Eau...........................	250 id.

M. Hutinel a associé la terpine au sublimé et a fait toucher les fausses membranes avec la solution suivante :

Terpine.....................	8 grammes.
Sublimé................. ...	0,30.
Essence minérale........ .:...	100 gr.
Alcool.............	100 gr.
Essence de thym.............	quelques gouttes.

Toutes les deux heures on faisait en outre des irrigations abondantes avec une solution chaude d'acide borique à 4 0/0 (1).

Pour calmer la douleur produite par les attouchements au

---

(1) M. Hutinel emploie de préférence maintenant le phénol sulforiciné. Il enlève doucement avec des tampons de flanelle les fausses membranes qui peuvent venir sans résistance, puis toutes les trois heures il fait des applications de phénol sulforiciné à 10, 20 ou 30 0/0.

sublimé, M. le professeur Hutinel recommande en outre des pulvérisations boriquées chaudes. On obtient très facilement des enfants qu'ils ouvrent la bouche devant le jet du pulvérisateur à vapeur.

D'ailleurs, pour éviter la souffrance, on peut, comme l'a fait M. Legendre, remplacer le sublimé par le biiodure de mercure dissous dans l'eau à l'aide de l'iodure de potassium :

Biiodure de mercure	0 gr. 25
Iodure de potassium.....	0 gr. 25
Eau.........................	250 grammes.

Comme médication interne on donnait à l'intérieur de 3 à 12 grammes de benzoate de soude dans une potion prise par cuillerées à bouche d'heure en heure. En même temps de l'alcool sous toutes les formes, du café.

« Avec ce procédé, dit M. Legendre, nous n'avons pas perdu d'enfants atteints d'angine diphtéritique sans complications ; plusieurs même ont guéri qui avaient des fausses membranes dans les fosses nasales et dans le pharynx supérieur. Aucun enfant entré avec une angine diphtérique simple n'a pris le croup dans le pavillon. Ceux qui sont morts avaient en entrant ou le croup confirmé ou une intoxication générale ».

Pendant le mois de janvier 1888 le traitement par le sublimé et les lavages boriqués a été employé, aux mêmes pavillons, par le D' Labric ; sur 15 traités il n'y a eu que 6 cas de guérison. Pendant le mois de février sur 7 traités par ce procédé il y a eu 5 décès et 2 guérisons et 3 guérisons sur 3 traités seulement par des lavages boriqués fréquents.

Traitement par le phénol sulforiciné.

Ce n'est que depuis cette année que ce collutoire a détrôné toutes les autres préparations à l'acide phénique qui présentaient des inconvénients. Loëffler associait l'acide phénique à un mélange égal d'alcool et d'essence de thérébentine, mais ce collutoire caustique et douloureux ne fournit pas un enduit durable à la surface des [fausses membranes. Hutinel, Chantemesse et Widal mélangeaient le phénol au camphre et à la glycérine ; mais la glycérine se répand trop rapidement sur les parties voisines. M. Gaucher a d'abord employé l'huile d'amandes douces et ensuite l'huile de ricin comme diffusant moins. Mais l'huile de ricin mouille peu la surface sur laquelle elle est déposée et comme toutes les huiles se réunit en gouttelettes.

Le phénol *sulforiciné* n'a aucun de ces inconvénients. D'abord *il n'irrite pas la muqueuse pharyngienne, il est indolore et enfin il adhère fortement à la muqueuse*. En un mot, c'est le meilleur des topiques phéniqués employés jusqu'ici.

L'acide sulforicinique et en particulier les sulforicinates alcalins employés dans l'industrie sous le nom de dissolvants universels, ont la propriété de dissoudre les antiseptiques : salol, naphtol, créosote et surtout le phénol. De plus, comme le dit Berlioz, ils forment au contact de l'eau ou de la muqueuse humide, des émulsions stables qui, examinées au microscope, sont constituées par de fins globules et non par la précipitation de petits cristaux.

Suivant l'épaisseur des fausses membranes et suivant l'âge du malade le phénol sulforiciné est ordonné à la dose de 10, 20, 30 ou 40 0/0.

Solution à 10 0/0 { Acide phénique pur. . 10 grammes.
                   { Sulforicinate de soude. 90 id.

Solution à 20 0/0 { Acide phénique pur... 20 grammes.
                   { Sulforicinate de soude. 80 id.

On commence par essuyer doucement la muqueuse pharyngienne avec un tampon d'ouate hydrophile, monté sur une longue pince de Péan. Aussitôt après, avec une seconde pince stérilisée et dont le tampon a été trempé dans le phénol sulforiciné, on touche les fausses membranes légèrement, mais en les maintenant le plus longtemps possible en contact avec le topique.

On voit alors sur la muqueuse une couche blanchâtre qui persiste pendant quelques heures ce qui montre le contact intime entre le topique et les parties sous-jacentes.

C'est à cause de ce fait que l'on ne doit pas faire des lavages aussi fréquents, mais cela n'empêche en rien les pulvérisations boriquées ou autres.

Le docteur Cadet de Gassicourt, qui a bien voulu me donner son avis au sujet du phénol sulforiciné, le considère comme un topique excellent.

Je l'ai vu employer à l'hôpital des enfants de la rue de Sèvres, par le professeur Grancher et par le D^r d'Heilly.

Je n'ai pu malheureusement me procurer aucune statistique des cas traités au moyen de ce collutoire.

DE L'ACTION

DES

DIVERS ANTISEPTIQUES SUR LE MICROBE

DE LA

Diphtérie.

Les diverses expériences qui ont été faites par plusieurs savants pour étudier la valeur bactéricide des diverses substances contre le bacille diphtéritique, n'ont pas donné des résultats identiques.

MM. Chantemesse et Widal ont fait à ce sujet, en juin 1889, une communication à la Société de Médecine publique et d'Hygiène professionnelle.

Ils ont essayé de stériliser au moyen de diverses substances des fils de soie trempés dans une culture de diphtérie.

Les trois seuls corps ayant donné des résultats positifs et entravé la fertilité des germes sont : 1º le naphtol camphré, 2º la solution du Dr Soulez.

Acide phénique............ ...	5 grammes
Camphre	20 »
Huile d'olives................	25 »

3º Une solution analogue à cette dernière dans laquelle MM. Chantemesse et Widal ont substitué à la glycérine l'huile d'olives.

Ce dernier mélange, mis au bain-marie, se sépare en 2 couches, l'une inférieure claire, l'autre supérieure visqueuse formant une sorte de glycérolé. Ce glycérolé stérilise complètement les fils trempés dans une culture de diphtérie. M. Chantemesse se sert du mélange de la même façon que le Dr Gaucher.

Le D^r Lœffler vient de publier cette année (Deut. med. Zeit. nº 45, 1891) le résultat des expériences qu'il a faites sur la valeur

bactéricide des diverses substances contre le bacille de la diphtérie. Il a fait des cultures de ce bacille dans un mélange de sérum
de sang de bœuf, de peptone, de glucose et de sel marin, maintenu
à la température de 37°5.

Les essais faits par M. Lœffler ont tout d'abord établi que les
substances capables de détruire les cultures de date récente, doivent être employées dans un état de concentration beaucoup plus
prononcée pour détruire les cultures plus anciennes et formant
par conséquent des couches plus épaisses. Il résulte de là que dans
la prophylaxie il ne faut pas se contenter de l'emploi des solutions faibles, mais qu'il faut encore employer des solutions plus
fortes capables de détruire les cultures épaisses.

Les résultats des expériences de Lœffler diffèrent sensiblement
des résultats obtenus par MM. Chantemesse et Widal.

Voici les résultats obtenus par Lœffler :

Le *sublimé* exerce une action très énergique sur le bacille
diphtéritique. Son pouvoir est manifeste avec une solution au dix-
millième pour les germes qui viennent d'être déposés dans du
bouillon de culture. Ces germes sont tués complètement. Mais
pour obtenir la destruction des bacilles dans les cultures anciennes où ils occupent plusieurs couches, il faut employer une solution au millième et prolonger son action pendant vingt secondes.

Le *cyanure de mercure* est doué d'un pouvoir bactéricide
analogue ; son action sur le bacille de la diphtérie est cependant
un peu moins énergique que celle du sublimé.

Le *brôme* qui pendant longtemps a été considéré comme un
excellent médicament contre la diphtérie a un pouvoir beaucoup
moins énergique que le sublimé et le cyanure de mercure. Il faut,
en effet, une solution aux trois centièmes pour détruire les bacilles
d'une culture diphtéritique.

L'*Alcool absolu et l'éther* détruisent presque immédiatement
le bacille diphtéritique.

L'*Acide phénique à 3 0/0* le détruit aussi dans un court
espace de temps.

Le *chlorure de chaux, l'eau chlorée, les préparations d'argent*
agissent moins fortement, mais ont un pouvoir microbicide assez
puissant.

Les *essences à l'état de vapeur* tuent les microbes de la diphtérie, mais si l'on ne maintient leur action que pendant vingt
secondes, le développement de la culture bacillaire n'est pas arrêté.

Enfin le *chlorate de potasse* que l'on a si longtemps considéré comme une sorte de spécifique de la diphtérie, n'a aucune action sur le microbe, même en solution maximum, c'est-à-dire à 5 0/0.

Le streptocoque de la diphtérie scarlatineuse quoique différent du bacille de Klebs, serait très favorablement modifié aussi par les agents que je viens d'énumérer.

Applications prophylactiques et thérapeutiques. — Partant des ces données expérimentales, l'auteur en déduit certaines applications prophylactiques et thérapeutiques.

En temps d'épidémie les sujets sains et surtout les médecins pourront se gargariser toutes les 3 ou 4 heures et pendant 5 à 6 secondes avec une solution de sublimé au dix ou au cinq millième. Le cyanure de mercure ayant une saveur moins désagréable que le sublimé, pourra le remplacer, mais en solution au 8 ou au 10 millième. L'eau chlorée, à 1 0/0, le thymol à 1 pour 500 additionné de 20 0/0 d'alcool, pourront être ausssi employés en gargarismes toutes les 3 ou 4 heures.

Les substances volatiles telles que l'essence de citron, l'essence d'eucalyptus pourront être dissoutes dans l'éther, puis on en imbibera de petits tampons qui seront introduits dans les narines.

Lœffler conseille *aux malades* de se gargariser toutes les heures avec des solutions faibles. Mais toutes les 4 heures le gargarisme devra être fait avec des solutions fortes do sublimé à 1 0/0. On pourra employer l'acide phénique à 3 0/0 additionné de 20 parties d'alcool.

Dans l'intervalle on pourra faire des badigeonnages avec une solution phéniquée à 5 0/0 ou avec de l'eau chlorée à 1 0/0.

CONCLUSIONS

ET

Expériences Personnelles.

———

Il ne me semble pas rationnel d'instituer un traitement uniforme de la diphtérie pour tous les cas qui se présentent au médecin.

L'enfant ne doit pas et ne peut pas être traité de la même façon que l'adulte. Chez le premier, certaines substances (l'acide phénique en particulier) peuvent être toxiques, tandis que ces mêmes substances ne le sont plus pour le second.

Les procédés violents, douloureux qu'un adulte supportera stoïquement ne doivent pas être employés chez les enfants chez lesquels les luttes répétées, les cris, la frayeur produiront des congestions céphaliques nuisibles à la guérison.

Pour tous, le traitement doit être *local* et *général*.

———

Traitement Local.

Badigeonnages. — Chez les enfants âgés de moins de deux ans je n'ai jamais employé (suivant les conseils de M. Jules Simon) la solution phéniquée qui est trop douloureuse et qui peut produire des phénomènes d'empoisonnement. Je me suis toujours servi, dans ce cas, de la solution d'acide salicylique dans l'alcool mélangée à de la glycérine. Mais à la formule de Jules Simon j'ai toujours ajouté soit de la terpine soit de la créosote pour des motifs que j'exposerai tout à l'heure. Voici la formule que j'emploie (1).

Glycérine...................... 30 grammes.
Acide salicylique
Terpine ou créosote. } aa...... 0 60 cent.
Alcool, q. s. pour dissoudre.

Cette solution, depuis l'emploi des sulforicinates alcalins, peut être remplacée avantageusement par le salol sulforiciné auquel on ajoutera de la terpine ou de la créosote.

Sulforicinate de soude. .... 80 grammes.
Salol...................... 10 id.
Créosote ou terpine............ 2 id.

Toucher toutes les 3 heures les parties atteintes par les fausses membranes

Quel est le rôle de la créosote et de la terpine?

Tous les praticiens considèrent la créosote comme un antiseptique puisqu'elle est un composé de phénol, de crésol et de gaïacol. Elle agit donc sur la muqueuse pharyngienne de la même façon que les autres antiseptiques employés.

Mais à cette action antiseptique s'en ajoute une autre purement physique.

1° Dans un endosmomètre de Dutrochet j'ai placé une solution de créosote, et pour me rapprocher autant que possible de la réalité j'ai fermé le tube non pas seulement par une peau de vessie, mais alternativement par un morceau d'intestin et par un fragment de muqueuse pharyngienne de bœuf récemment tué.

Aussitôt que l'endosmomètre était plongé dans un verre rempli d'eau on voyait celle-ci passer très rapidement à travers la membrane et la solution monter dans le tube gradué, tandis

(1) Le pharynx est d'abord nettoyé avec un tampon d'ouate salicylée portée sur une longue pince de Péan, ou bien avec un tampon d'ouate hydrophile imbibé d'albumine. Les fausses membranes se laissent bien plus facilement enlever par un tampon trempé dans du blanc d'œuf.

qu'une très faible quantité de terpine ou de créosote passait dans l'eau du verre.

2° L'expérience inverse est aussi concluante : la solution au lieu d'être mise dans l'endosmomètre a été placée dans le verre, tandis que l'endosmomètre contenait l'eau pure. Aussitôt que la membrane a été mise au contact de la solution contenue dans le verre, l'eau a passé rapidement vers la solution, et son niveau a baissé dans le tube de l'endosmomètre.

Il se produit par conséquent un courant très fort qui va, à travers la membrane, de l'eau vers la solution.

Il serait intéressant de calculer l'équivalent endosmotique de ces diverses substances, c'est-à-dire la quantité d'eau nécessaire pour faire passer à travers la membrane, un gramme de substance dissoute.

Tout ce que je puis dire c'est que cet équivalent endosmotique est très grand pour la créosote, la terpine, l'essence de thérébentine.

Les mêmes phénomènes physiques se passent-ils quand on met une solution créosotée en contact avec la muqueuse pharyngienne ?

Je le crois, quand bien même dans les expériences je n'aie pas tenu compte de certaines circonstances que l'on ne trouve que chez l'être vivant, telles que : nature de la muqueuse pharyngienne, pression sanguine des vaisseaux qui sont situés sous la muqueuse, etc.

Chez le diphtéritique dont on a badigeonné le pharynx avec la solution créosotée ou terpinée, c'est la partie liquide du sang des vaisseaux sous-muqueux qui constitue la plus grande quantité d'eau nécessaire pour faire passer à travers la muqueuse les solutions déposées sur celle-ci.

Il y a donc un courant liquide qui vient de dedans en dehors et qui s'oppose à la pénétration rapide des toxines dans l'organisme.

Et en supposant que cette action purement physique de la créosote et de la terpine eût une action moins importante que celle que je leur attribue, il ne faut pas oublier que ces substances ont une action antiseptique qui n'est pas à dédaigner dans le traitement de la diphtérie.

Quant à l'acide salicylique auquel j'ai donné la préférence

dans la thérapeutique infantile, plusieurs circonstances plaident en sa faveur.

Il est très peu toxique car son équivalent thérapeutique est de 0,40 centigr. par kilogr. du poids de l'individu, tandis que l'équivalent de l'acide phénique est seulement de 0,05 centigr. et celui du sublimé et du biiodure de mercure est de 0,002.

D'un autre côté l'acide salicylique a un pouvoir bactéricide assez puissant puisque une solution au 1/1000 arrête le développement des moisissures dans les divers liquides qui fermentent. La viande plongée dans une solution au 1/100 reste toute une semaine sans se putréfier et une solution au 1/500 empêche le développement des bactéries dans les liquides exposés à l'air.

Enfin, dernier avantage, ce collutoire n'est pas douloureux.

Comme technique opératoire, je me sers toujours du baillon de St-Germain, aussi bien chez les enfants que chez les adultes. Grâce à lui la langue est maintenue abaissée, la bouche ouverte et l'on peut facilement toucher toutes les parties malades. La cavité buccale est entièrement protégée.

Après chaque opération le baillon est trempé dans l'eau bouillante et maintenu dans une solution de sublimé au 1/1000.

Chez l'adulte, où il est plus facile d'employer l'acide phénique, j'ai remplacé toutes les préparations phéniquées par le phénol sulforiciné auquel je n'hésite pas à ajouter de la créosote d'après la formule suivante :

Sulforicinate de soude........... 80 grammes.

Acide phénique.................. 10 »

Créosote....................... 5 »

Je n'ai eu encore qu'une seule fois l'occasion d'employer ce badigeonnage, mais le malade l'a très bien supporté.

Irrigations. — J'ai toujours employé les irrigations tièdes d'acide borique à 4 0/0, ainsi que les conseille M. Hutinel. Ces irrigations sont faites avec un irrigateur ordinaire dont la canule est maintenue constamment dans une solution forte de sublimé. Je fais ces irrigations le plus souvent possible (toutes les heures) pour remplir le but indiqué dans le traitement de Guelpa. Mais on doit espacer davantage ces irrigations quand on se sert des sulforicinates. Ces derniers forment un enduit protecteur et antiseptique qui persiste pendant quelques heures et qu'il ne faut pas faire disparaître trop rapidement par une irrigation.

Deux fois par jour, je pratique l'irrigation des fosses nasales comme médication purement préventive. Si celles-ci sont envahies par les fausses membranes, l'irrigation est faite au moins toutes les trois heures.

Pulvérisations. — L'atmosphère de la chambre doit toujours être humide. Dans un vaporisateur à vapeur ordinaire, je mets une solution boriquée à 3 0/0 et, comme le recommande M. Hutinel, je fais placer bien souvent le jet du vaporisateur devant la bouche du malade. Suivant la grandeur de la pièce je fais constamment maintenir en ébullition une ou deux bouillotes contenant de l'eau, du thymol, des feuilles d'eucalyptus.

Traitement Général.

La médication tonique doit être considérée comme la médication par excellence. C'est grâce à elle que le malade peut lutter contre l'intoxication.

Si le malade avale facilement, je ne crains pas de donner, comme le conseille M. Cadet de Gassicourt, des aliments solides et de varier le choix de façon à ce que le malade ne soit pas dégoûté.

Si la déglutition est difficile, il faut donner des aliments liquides ou demi-solides. Dans certains cas il ne faut pas craindre de donner des lavements de peptone.

Mais il faut insister surtout sur les alcools qui diminuent l'adynamie : champagne, vins généreux, cognac, rhum doivent être donnés abondamment. M. Cadet de Gassicourt donne jusqu'à 50 grammes de cognac par jour aux jeunes enfants. La dose peut être même portée plus loin.

Enfin tous les toniques : café, thé, coca, kola, quinquina, etc.

Il est aussi un traitement interne que j'ai toujours employé et dont je n'ai qu'à me louer : c'est l'emploi du poivre de cubèbe.

Comme Trudeau et Béron il ne faut pas le considérer comme le spécifique de la diphtérie, mais comme la terpine, le terpinol et la créosote, il a une action particulière sur la muqueuse pharyngienne. J'ai vu plusieurs fois de fausses membranes adhérant fortement à la muqueuse et qu'il était très difficile d'enlever sans léser les parties sous-jacentes, devenir friables et s'enlevant très facilement au bout d'un jour d'administration du poivre de cubèbe.

Les balsamiques ainsi que la terpine et la créosote s'éliminent rapidement par la muqueuse de l'arbre aérien : « Or, comme le dit le Dr Legendre en parlant du traitement du Dr Legroux, si l'on introduit l'agent médicamenteux par les voies rapides et directes dans la circulation, on apporte un remède à la muqueuse diphtérisée par une sorte de mouvement tournant de dedans en dehors et on prend la fausse membrane entre deux feux: le médicament intérieur qui s'élimine dessous et le médicament extérieur qu'on dépose dessus. »

« Le cubèbe en potion est, dit-on, très difficile à administrer.» Je ne suis pas de cet avis, car tous les enfants auxquels je l'ai prescrit l'ont pris sans aucune difficulté en le donnant de la façon suivante :

Cubèbe finement pulvérisé...... 10 grammes.
Sirop simple.................... 120   »
Vin de Bordeaux ou de Malaga. 80   »

Une cuillerée à soupe toutes les heures.

Plusieurs fois les fausses membranes qui avaient disparu revenaient rapidement quand on cessait l'administration de la potion.

On peut remplacer l'administration du cubèbe par celle de la créosote. En s'éliminant par la muqueuse des voies aériennes, elle détache les fausses membranes. D'un autre côté, pendant que la muqueuse élimine la créosote, elle absorbe moins rapidement les toxines, en vertu des lois de l'osmose.

J'ai fait subir aux préparations créosotées, une modification assez importante. La glycérine que l'on mélange la plupart du temps avec la solution créosotée, est digérée et émulsionnée lentement dans l'intestin par le suc pancréatique.

Il en résulte une lenteur de la digestion que tous les malades ne supportent pas. Aussi je commence au préalable par émulsionner, c'est-à-dire par digérer la glycérine au moyen de la pancréatine.

Glycérine...... .... 120 grammes.

Pancréatine................... 2 »

Rhum vieux .... 40 »

Créosote...................... 3 »

Émulsionner d'abord la glycérine par la pancréatine et ajouter ensuite le rhum dans lequel on aura fait dissoudre la créosote (1).

Depuis quelques mois j'emploie cette préparation non seulement chez les enfants, mais encore chez tous les phtisiques. Tous la supportent très bien et n'ont pas la difficulté de digestion qu'ils avaient alors que je n'introduisais pas la pancréatine dans la préparation.

Sur 12 cas de diphtérie que j'ai soignés par ces moyens depuis le 1er janvier 1891, j'ai eu 9 cas de guérison, et dans deux cas je n'ai été appelé que lorsque les fausses membranes existaient depuis longtemps et que les toxines avaient par conséquent déjà envahi l'organisme.

Hygiène du Malade et de l'Entourage.

Les faits cliniques aussi bien que les expériences de Roux et Yersin ont montré la vitalité des bacilles diphtéritiques.

Il faut donc à tout prix détruire les germes qui pourraient être plus tard le point de départ de diphtéries nouvelles. Le pra-

---

(1) La glycérine provenant de la saponification des corps gras est un alcool triatomique. Sous cette forme elle est assez rapidement absorbée. Mais elle n'est pas toujours pure et peut renfermer des matières grasses ou des acides (butyrique, formique, etc.) qui associés à la glycérine forment des sels éthers.

C'est dans ce cas surtout que la pancréatine agit en saponifiant et en régénérant leur alcool (glycérine).

ticien doit donc prendre des mesures aussi bien pendant qu'après la maladie.

1° *Pendant la maladie.* — La première précaution à prendre c'est l'isolement du malade. Il faut le placer aussi dans les meilleures conditions hygiéniques possibles : chambre vaste, bien aérée, dépourvue de tous les accessoires (tentures, tapis, rideaux), qui sont de véritables nids à microbes.

Il faut détruire tout ce qui peut être le réceptacle des bacilles, brûler les tampons d'ouate qui ont servi à nettoyer ou à toucher la gorge du malade ; recevoir les matières vomies, les crachats, les déjections dans des vases remplis d'une solution forte de sublimé. La cuvette des cabinets qui recevra tous ces produits devra contenir constamment du chlorure de chaux ou une solution de sulfate de cuivre au 10 0/0.

La toilette du malade ne doit pas être négligée. Tous les jours (matin et soir) je fais lotionner le visage et les mains avec une solution boriquée à 3 0/0.

Le linge de corps et de toilette doit être plongé dans l'eau bouillante avant d'être porté à la lessive.

Les *garde-malades* doivent aussi se soumettre à une antisepsie rigoureuse. Ils se gargariseront trois ou quatre fois par jour avec une solution d'acide borique à 3 0/0. Après chaque attouchement du malade, ils se laveront à la brosse et avec une solution faible de sublimé. Tous les jours ils doivent faire une promenade au grand air et changer de vêtement quand ils entrent dans la chambre du malade et quand ils en sortent.

2° *Après la maladie.* — Le malade doit être pendant deux ou trois jours et une fois par jour lotionné avec une solution boriquée, et aussitôt que son état le permet il devra prendre un bain chaud suivi d'une friction énergique au savon.

Les vêtements devront être soumis à la vapeur sous pression des étuves que l'on trouve dans toutes les villes importantes. Dans les endroits où l'étuve n'existe pas, on pourra mettre dans la chambre du malade close hermétiquement tous les habits, et allumer ensuite du soufre (30 grammes par mètres cubes). Cette chambre devra être maintenue fermée pendant trois jours au minimum.

Pendant au moins dix jours la chambre du malade devra rester inhabitée, et largement aérée. La chambre entière sera lavée avec une solution de sublimé au 1/1000 et la tapisserie sera changée.

« En un mot, comme le dit Charles Eloy dans un excellent article de la *Revue générale de clinique et de thérapeutique*, il ne faut négliger aucun détail. Le malade accusera parfois son médecin de pécher par défaut de vigilance, jamais il ne lui reprochera de pécher par excès. »

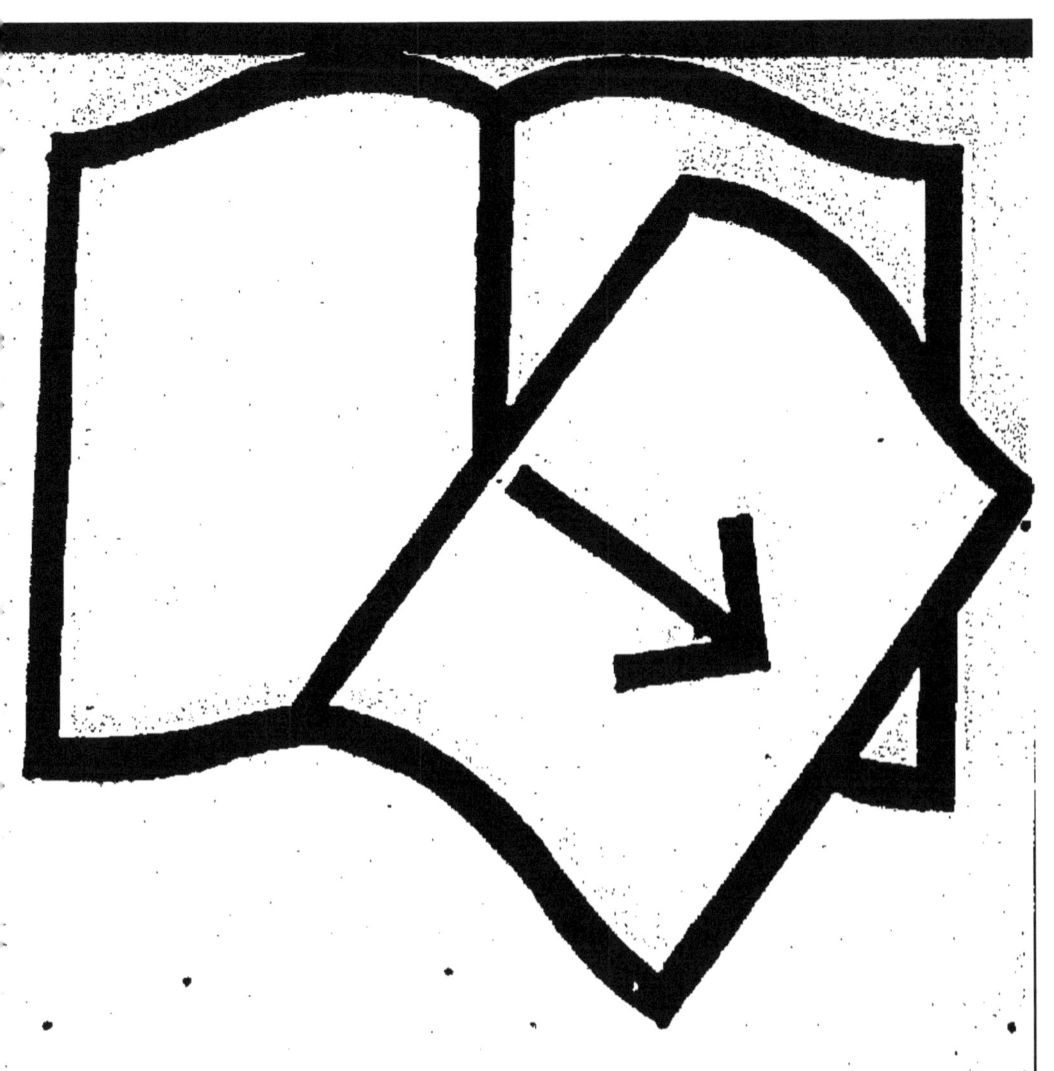
Documents manquants (pages, cahiers...)
NF Z 43-120-13